# OBSERVATION

DE

# GLAUCOME AIGU

AYANT SUCCÉDÉ A

## UN GLAUCOME INFLAMMATOIRE CHRONIQUE

(*Gazette des Hôpitaux*, nos des 15 et 22 juin)

PAR

**ADOLPHE PIÉCHAUD**

Docteur en médecine et lauréat de la Faculté de Paris,
Professeur de clinique ophthalmologique.

**PARIS**

TYPOGRAPHIE GEORGES CHAMEROT
RUE DES SAINTS-PÈRES, 19

1875

# OBSERVATION

DE

# GLAUCOME AIGU

AYANT SUCCÉDÉ A

## UN GLAUCOME INFLAMMATOIRE CHRONIQUE

(*Gazette des Hôpitaux*, nᵒˢ des 15 et 22 juin)

PAR

### ADOLPHE PIÉCHAUD

Docteur en médecine et lauréat de la Faculté de Paris,
Professeur de clinique ophthalmologique.

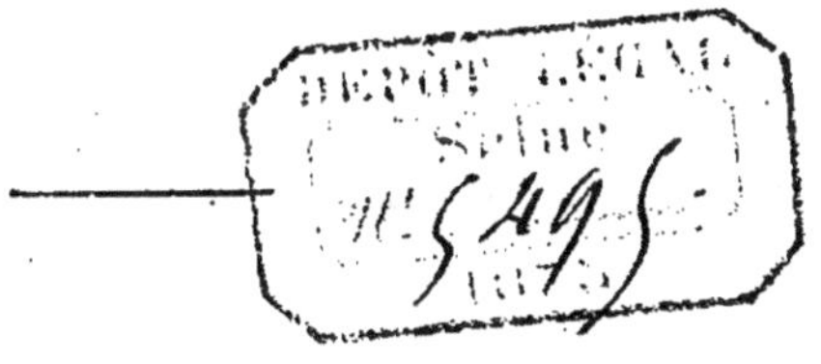

# PARIS

## TYPOGRAPHIE GEORGES CHAMEROT

RUE DES SAINTS-PÈRES, 19

1875

# OBSERVATION

DE

# GLAUCOME AIGU

AYANT SUCCÉDÉ A

## UN GLAUCOME INFLAMMATOIRE CHRONIQUE

PAR

### LE D<sup>r</sup> ADOLPHE PIÉCHAUD

———

L'étude des affections glaucomateuses doit tenir une large part dans la pathologie oculaire. A elle se rattachent un grand nombre de faits, qu'avant la découverte de l'ophthalmoscope on laissait volontiers dans l'isolement, ne pouvant, à cause de la pénurie des moyens d'investigation, leur donner une signification précise en tant que *symptômes*. De ces faits, les uns peuvent être dans bien des cas rapportés sans hésitation à la cause qui les a engendrés, et dont ils sont pour ainsi dire l'*expression immédiate*, les autres n'ont qu'une valeur relative et ils ne sauraient, comme dans l'observation ci-jointe, fournir de données réelles au diagnostic, que par leur succession, leur enchaînement et leur interprétation. C'est ce que je cherche à établir dans le courant de cette observation et dans les réflexions qui viennent après.

§ I.

OBSERVATION. — M<sup>me</sup> A..., âgée de soixante-trois ans, demeurant à Ivry-la-Bataille (Eure), voyageait, le 15 septembre 1873, sur la ligne d'Orléans à Louviers, lorsque, entre les stations de Dreux et de Marsilly, elle a été victime d'un accident de chemin de fer.

Pendant que le train allait avec une moyenne vitesse, le wagon qu'elle occupait a déraillé et a été aussitôt renversé sur le flanc. Tous les voyageurs, au nombre de vingt-sept, ont ressenti un choc épouvantable et ont été projetés en masse du côté des portières et des vasistas. Le wagon a été ainsi traîné sur les rails pendant un espace de 100 ou 150 mètres, chaque seconde augmentant le nombre des contusions et des fractures.

Après l'arrêt complet du train et le sauvetage des voyageurs, M^me A..., la seule personne dont j'aie à m'occuper, reçoit les premiers soins du médecin de la compagnie et est transportée chez elle.

Le docteur Soulaître (d'Ivry-la-Bataille), qui l'a examinée à ce moment, a eu l'obligeance de me communiquer les détails qui suivent :

M^me A..., à la suite de son accident, était couverte de contusions, des pieds à la tête, et présentait particulièrement une assez forte ecchymose aux régions temporale et sus-orbitaire droites. Des douleurs, affectant la forme d'hémicrânies, se sont manifestées aussitôt du côté droit et ont persisté presque sans interruption et avec une égale intensité jusqu'au 2 février 1874, époque à laquelle elles ont redoublé d'énergie et se sont fait sentir dans l'œil du même côté.

Pendant les deux mois de séjour au lit qu'a faits notre malade, les deux yeux avaient présenté une injection assez vive, mais l'inflammation n'avait pas été de nature à inquiéter sérieusement le médecin, lorsque, un peu plus tard, les phénomènes se sont accentués, et à la date précitée, le docteur Soulaître, qui continuait à donner ses soins à la malade, assisté du docteur Baudry (d'Évreux), a vu s'ouvrir une nouvelle phase morbide.

L'œil est devenu plus rouge, l'injection de la conjonctive s'est prononcée à tel point qu'il était impossible de distinguer au travers la sclérotique, et l'inflammation n'a pas tardé à s'accompagner de chémosis et d'un gonflement de la caroncule lacrymale et des paupières.

Pourtant, d'après le témoignage du médecin, il n'y a point eu de complications cornéennes à observer, et je ne sache pas non plus qu'il y en ait eu du côté de l'iris, car cet organe ne présentait, lorsque je l'ai examiné, aucune trace ancienne ou récente d'inflammation.

Les névralgies étaient persistantes, et bien qu'elles n'aient pas cessé un instant, la guérison de l'état local s'est effectuée au bout de quelques jours ; seulement un examen attentif de l'œil, fait après la disparition de l'inflammation, a montré l'existence d'une cataracte commençante.

Ici, j'abandonne les notes rapides qui m'ont été fournies par le docteur Soulaître, dans le cours d'une affection dont il était lui-même atteint, et j'arrive à quelques détails complémentaires qui me sont donnés par la malade.

Mme A... me raconte que, depuis le jour de son accident jusqu'au 2 février 1874, elle a été tourmentée de douleurs permanentes, qui s'étendaient de l'arcade sourcilière droite à la nuque, en s'irradiant à la tempe et à presque tout le cuir chevelu, qu'elle n'a pas eu pendant ces quatre mois et demi un seul instant de véritable repos, ni le jour, ni la nuit, que ces douleurs se faisaient sentir toujours avec une égale intensité, mais que cependant elles étaient supportables, la fatigue qui en résultait venant plutôt de leur continuité que de leur acuité.

Au 2 février, ces douleurs deviennent intermittentes et subissent une exacerbation notable. Elles se développent surtout pendant la nuit, et les accès sont si forts que la malade pousse des cris et réveille les personnes de la maison voisine. Ces névralgies ont leur point de départ dans l'œil droit ; les affirmations que j'ai obtenues à ce sujet n'ont jamais varié, de sorte qu'il n'est pas resté dans mon esprit le moindre doute par rapport à cette localisation ou à cette origine.

Mme A... arrive à Paris dans les premiers jours de juin, et elle se présente à moi sous les auspices de mon confrère et ami le docteur Barré, qu'elle était venue consulter, et qui me l'adresse aussitôt.

Laissant désormais de côté tous les renseignements antérieurs, j'entre dans le domaine des faits et de l'observation régulière. Voici, en effet, ce que je constate :

Mme A... est de taille moyenne et jouit d'une bonne santé habituelle. Sans être aussi solidement charpentée que les femmes de la campagne qui se livrent aux travaux des champs, elle possède néanmoins une constitution assez forte ; mais tout dans sa marche, dans son maintien, dans les crispations de sa face au moindre attouchement, dans les émotions ou les tremblements qui la prennent à tout propos, dans les spasmes ou les défaillances qu'un sentiment vif lui fait éprouver, tout révèle un tempérament éminemment nerveux. Elle n'a jamais eu que des affections bénignes dans le cours de son existence, et sa physionomie ne porte l'empreinte d'aucune altération sérieuse.

Note prise de tous les détails déjà relatés, je constate, par de légères percussions avec l'index, qu'il y a un certain degré d'hyperesthésie au cuir chevelu du côté droit, et j'examine les yeux qui sont dans l'état suivant :

Ce qui frappe au premier abord, c'est leur inégalité. L'œil gauche paraît normal ; l'œil droit, au contraire, semble un peu enfoncé dans l'orbite, la paupière supérieure est à demi affaissée, il existe un peu de ptosis, et les bords palpébraux sont rouges et humectés. Dans l'angle interne, on découvre une petite excoriation produite par le contact de liquides irritants ou des larmes.

Si je presse avec la pulpe du doigt dans l'angle interne de l'œil, je fais sortir, par le point lacrymal inférieur, une certaine quantité de liquide mélangé à du pus. Ces phénomènes s'accompagnent d'une légère conjonctivite palpébrale.

La conjonctive bulbaire a un aspect rouge uniforme peu intense, mais le caractère de cette injection, qui est fine et déliée, ne ressemble point à celui des conjonctivites superficielles. L'œil est un peu douloureux au toucher, et il n'accuse qu'une faible augmentation de tension. La cornée est saine, l'iris est peu mobile, la pupille se resserrant et se dilatant beaucoup moins que celle du côté opposé, et l'examen le plus minutieux ne fait découvrir aucune trace d'adhérences ou un changement de coloration du diaphragme.

Cette pupille est beaucoup moins nette que la pupille gauche ; on pourrait à première vue, et si l'on n'avait pas de terme de comparaison, croire à un défaut de transparence, à une simple altération sénile du cristallin ; mais il existe une différence appréciable entre les deux yeux, et l'éclairage latéral démontre l'existence d'une cataracte en voie de formation, marquée par une opacification du centre du cristallin et par des stries régulières et rayonnées, qui se détachent en noir sur le fond de l'œil, si l'on fait l'examen à l'aide du miroir.

L'examen ophthalmoscopique m'a permis de découvrir la papille, dont je n'ai pu déterminer les contours, à cause du trouble des milieux. Toutefois la rétine et les autres membranes m'ont paru entièrement saines, les parties qui se détachaient avec assez de netteté étant, à peu de chose près, identiques d'aspect et de coloration à celles de l'œil gauche.

Je me borne à prescrire à M^me A.... un collyre légèrement astringent, des frictions mercurielles belladonées sur le front et la tempe, une potion morphinée, des sinapismes aux mollets, et quelques révulsifs sur le tube intestinal. En même temps, j'incise le point lacrymal inférieur, et je pratique, séance tenante, le cathétérisme du canal nasal, où je constate deux rétrécissements assez prononcés. Après huit jours de séances de cathétérisme, M<sup>me</sup> A... revient chez elle.

A peine de retour dans son pays, la malade éprouve un grand soulagement. Les névralgies, si rebelles, s'atténuent considérablement; elle a toujours une assez grande difficulté à ouvrir largement son œil; le ptosis persiste; elle n'accuse plus néanmoins de douleurs dans l'œil, et s'il existe encore un peu d'hémicrânie, le point de départ de cette dernière ne saurait être rapporté au globe oculaire.

Malheureusement, ce n'est là qu'un temps d'arrêt dans la marche de la maladie, qui vient d'être marquée par trois périodes distinctes.

Au bout de trois semaines, vers les premiers jours de juillet, la rougeur de l'œil augmente soudainement, des douleurs térébrantes se font sentir dans l'orbite et son voisinage, elles s'étendent à une partie de la face et à toute la moitié du cuir chevelu; elles surviennent par accès, dans la nuit particulièrement.

Plusieurs lettres que je reçois à cette époque me font un tableau désolé de l'état de la pauvre malade, et la dernière est si alarmante, que je pressens une complication des plus sérieuses, et que je n'hésite pas à rappeler immédiatement M<sup>me</sup> A...

Le 11 août, en effet, je vois arriver à ma clinique M<sup>me</sup> A..., qui a eu un voyage des plus pénibles, et qui réclame énergiquement un moyen capable de la délivrer de ses névralgies atroces.

L'affection lacrymale a disparu, et l'opacité cristallinienne se prononce; mais l'œil est plus rouge que d'habitude; il est dur au toucher, bien qu'il ne rappelle que de loin la sensation de la *bille de marbre*; en revanche, la pression est extrêmement douloureuse. En outre, il y a quelques phénomènes d'irisations ou des troubles de la vision, phénomènes auxquels je ne saurais attribuer qu'une importance secondaire, à cause de la présence de la cataracte.

Le 12, avec l'aide de M. Nebout et de M. T. Piéchaud, élèves des hôpitaux, je pratique chez M<sup>me</sup> A... une large iridectomie antiphlogistique, dont je choisis pour ce motif l'emplacement à la partie supérieure de la cornée. L'opération est tout à fait normale. L'humeur aqueuse s'écoule en grande quantité, et j'empêche sa sortie trop brusque au moyen du couteau lancéolaire, que je préfère dans cette circonstance au couteau étroit de von Graëfe. Il se produit une toute petite hémorrhagie de l'iris, qui a disparu le lendemain, lorsque j'enlève pour la première fois le bandage compressif.

Les douleurs, presque aussitôt après l'opération, ont entièrement disparu. La malade, quand je la revois le soir, n'accuse plus qu'un sentiment de pression dans l'intérieur de l'œil et une très-légère hémicrânie, qui même, après vingt-quatre heures, ne s'est plus fait sentir.

J'ai fait lever M^me A... le troisième jour, j'ai permis quelques aliments solides, et j'ai enlevé définitivement le bandage, la plaie étant tout à fait cicatrisée ; le 22 août, aucun symptôme fâcheux ne s'étant déclaré, l'œil étant revenu à l'état normal, j'ai autorisé le retour de la malade dans son pays.

Depuis cette époque, M^me A... n'a pas éprouvé la moindre inquiétude, elle a repris les occupations habituelles de son ménage, et elle n'a eu que quelques migraines légères, auxquelles elle était d'ailleurs sujette avant son accident. Le résultat s'est absolument confirmé, et je considère aujourd'hui (mai 1875) la guérison comme radicale. M^me A... est, en effet, venue le mois dernier me faire une visite de remercîments : l'état de son œil et sa santé générale sont parfaits. Seulement la cataracte de l'œil droit fait quelques progrès, et celle de l'œil gauche devient apparente.

## § II.

J'ai tenu à donner *in extenso* cette longue observation, dont je n'ai même pas voulu écarter quelques détails qui peuvent paraître tout d'abord superflus, parce que, dans une question de la nature de celle-ci, où l'étiologie est environnée de difficultés, incertaine, obscure, il me paraît nécessaire de mentionner les moindres faits, chacun d'eux pouvant apporter sa part de lumière à l'interprétation. Le lecteur, de cette façon, pourra, en étudiant chaque détail, suivre pas à pas l'évolution de la maladie, et déterminer le rôle exact de tel ou tel symptôme dans une terminaison fâcheuse, qui pourrait tout aussi bien être prise comme un pur accident qu'être considérée comme le résultat direct de phénomènes morbides, engendrés eux-mêmes par une cause directe, si l'on n'avait pas pour s'éclairer un enchaînement de faits successifs.

Voilà une femme qui jouit d'une bonne santé habituelle, qui n'a été affaiblie par aucune maladie antérieure, et qui, le jour où elle subit un traumatisme violent, voit tout à coup se développer chez elle nombre d'accidents. — Tous ces accidents, je le veux bien, n'ont pas une origine commune, mais peut-être trouverait-on un lien qui les rattachât entre eux, ou pourrait-on établir de l'un à l'autre quelque relation de cause à effet? — Je ne chercherai point à m'appesantir sur cette question, qui m'entraînerait au-delà des limites que je me suis tracées, et dans ce but, j'écarterai tout d'abord deux faits relatés dans mon observation : la cataracte, signalée en premier lieu par le docteur Soulaître, et reconnue par moi ensuite, et l'affection des voies lacrymales que j'ai eu à traiter.

La cataracte, qui a été observée deux mois environ après l'accident de chemin de fer, doit-elle reconnaître pour cause le traumatisme?

Ce n'est pas la première fois, sans doute, qu'un traumatisme violent, un coup porté sur la tête ou un ébranlement général de tout le corps, ait pu donner lieu à une cataracte. Le traumatisme a-t-il joué un rôle quelconque dans la production de celle-ci? De mon examen, il résulte que non, et voici les raisons sur lesquelles je me fonde :

Les opacités cristalliniennes de M^me A... ressemblent à toutes celles des cataractes séniles, et point du tout aux troubles du cristallin survenus après une contusion. La capsule est intacte des deux côtés, et le cristallin n'a subi aucune espèce de luxation ou de subluxation. Comment admettre qu'une cataracte ait pu se produire subitement, sans une lésion de la capsule, ou tout au moins sans la rupture des attaches cristalliniennes, entraînant après elle un défaut de nutrition de l'organe?

Si la cataracte était traumatique, elle ne présenterait pas les stries régulières, nettement dessinées, que j'observe, elle se serait développée rapidement, et il est probable que le traumatisme n'aurait pas produit, dans les deux yeux, des désordres analogues. Or les opacités existent, quoique à un degré différent, dans les deux yeux, et la marche de la maladie est lente et progressive, puisque la cataracte, notée il y a plus d'un an, est loin d'être aujourd'hui en pleine maturité.

Je ne cite que pour mémoire l'affection des voies lacrymales, que je regarde comme une simple coïncidence, et qui assurément est de date antérieure à l'accident. Je ne dis pas que, sous l'influence des congestions répétées de l'œil, la petite affection n'ait reçu un coup de fouet, les maladies de la conjonctive et celles des voies lacrymales étant liées le plus souvent entre elles et réagissant les unes sur les autres; mais ce fait ne saurait être que d'une importance secondaire dans la question qui nous occupe.

Donc, je reste en présence de deux symptômes principaux : les névralgies rebelles de la face et du cuir chevelu, et les congestions de l'œil, accompagnées également de douleurs vives ayant ordinairement leur point de départ dans cet organe.

Dans une première période, qui va du 15 septembre 1873, époque de l'accident, jusqu'au 2 février 1874, les douleurs hémicrâniennes ont été permanentes, et il s'est développé des phénomènes inflammatoires à l'œil droit. Ces phénomènes accusent qu'il s'est fait là un travail morbide. De quelle nature est ce travail, et en quel point s'est-il fait? Est-ce une affection kératique? Le témoignage du médecin est là pour m'assurer le contraire. S'est-il produit une lésion du côté de l'iris? Elle eût été également reconnue, et il est tout à fait improbable qu'une kératite ou une iritis, ayant duré plusieurs mois avec une telle intensité, n'eût laissé sur la cornée ou sur l'iris aucune trace capable de faire diagnostiquer après coup la maladie. Faut-il chercher dans des organes plus profonds l'explication de ces phénomènes? Nous allons le voir.

La maladie s'accentue le 2 février (deuxième période); les douleurs, de continues qu'elles étaient, deviennent intermittes et suraiguës, et elles prennent leur point de départ dans le globe oculaire, qui se congestionne davantage.

Lorsque j'examine M^me A..., je ne trouve, à la vérité, aucune lésion dans la rétine ou la choroïde. Mais il faut observer que le cristallin est nuageux, que les milieux ne sont pas transparents, et que telle lésion du nerf optique ou des membranes, que mon examen eût découverte à travers des milieux sains, a bien pu, dans cette circonstance, passer inaperçue. Il faut observer encore que les congestions ou les inflammations des membranes profondes ne se trahissent pas toujours par des altérations bien nettes, et que le seul témoignage visible qui les révèle parfois à notre observation est le retentissement opéré sur des organes circonvoisins. De plus, M^me A... a eu des troubles de la vision, autres que ceux qui résultent de la présence d'une cataracte, elle a eu des sensations lumineuses fugaces; la transparence de l'humeur aqueuse est altérée, l'iris est moins mobile que celui du côté opposé, et la dilatation de la pupille est sensiblement plus grande à droite qu'à gauche. Si la cornée est saine et a conservé sa sensibilité habituelle, il y a, en revanche, une notable augmentation de tension. Je n'hésite donc pas à porter le diagnostic de : *Glaucome inflammatoire chronique*, pour cette deuxième période, qui a été précédée d'une première phase morbide, ayant eu pour caractéristique une simple *congestion de la choroïde*.

Vient une troisième période, marquée par un apaisement général de tous les symptômes, particulièrement des névralgies. Et enfin, après trois semaines de rémission, quatrième période qui se dessine nettement avec une recrudescence de tous les phénomènes observés dès le début : injection intense de la conjonctive et de la sclérotique, larmoiement considérable, issue à travers les paupières de larmes brûlantes; point de mucus ou de pus; douleurs, que j'appellerai volontiers *fulgurantes*, se faisant sentir dans l'œil et rayonnant de là dans toutes les parties voisines, insensibilité notable de la cornée, augmentation de la tension, trouble plus marqué de l'humeur aqueuse, dilatation et parésie de l'iris, perversion de la vision, etc. Je conclus à une *attaque glaucomateuse*, et je porte en dernier terme le diagnostic de *glaucome aigu, ayant succédé à un glaucome inflammatoire chronique*.

Si, étant donnée cette circonstance que je n'ai point assisté à la marche de la maladie, il peut se glisser quelques doutes dans mon esprit, je suis bien vite ramené dans le chemin de la vérité par le résultat de l'opération, pratiquée le 12 août, qui confirme absolument toutes les données de mon interprétation.

L'iridectomie à peine pratiquée, voilà toute la scène morbide qui s'efface, les douleurs qui cessent pour ne plus reparaître jamais, l'injection de l'œil qui, au bout de trois ou quatre jours, est à peine sensible, bien qu'une large incision ait été faite sur la sclérotique et que l'iris ait été excisé sur une grande étendue, et M^me A... qui, le 20, peut retourner dans son pays, entièrement débarrassée de toutes ses névralgies, et qui depuis neuf mois n'a pas vu le moindre accident se développer.

Je n'insiste pas davantage, et lors même que tous ces signes de certitude ne plaideraient pas en faveur de mon diagnostic, je dirais volontiers : Que m'importe ! pourvu que ce qui doit être notre règle et le but de tous nos efforts, la guérison, soit obtenue.

Maintenant, une dernière question à laquelle je vais essayer de répondre.

Parmi les causes attribuées au développement du glaucome, le rhumatisme et l'hérédité jouent le premier rôle ; les autres conditions générales signalées sont la vieillesse et certains accidents de l'organisme, tels que la suppression du flux hémorrhoïdal, avec ou sans troubles gastriques, chez l'homme ; la ménopause ou une menstruation irrégulière, chez la femme. Mais je ne sache pas qu'en dehors des causes locales du traumatisme chirurgical ou autre, on ait fait une part sérieuse aux violences extérieures, et qu'on leur ait attribué une influence décisive dans la production du glaucome.

Et pourtant, chez notre malade, on ne saurait invoquer aucune des précédentes causes, ni le rhumatisme, ni l'hérédité, ni quelque condition particulière de la santé ; on ne peut admettre non plus aucune influence locale, ayant pu favoriser le développement des symptômes glaucomateux, puisque les diverses parties de l'œil, iris, capsule et attaches cristalliniennes, cristallin même, malgré le trouble de nutrition survenu dans cet organe, et corps vitré, puisque toutes ces parties, dis-je, sont saines.

Il faut donc se placer sur un autre terrain et remonter plus haut.

Pour moi, je considère le traumatisme violent qu'a subi M^me A... comme ayant été la cause prochaine, sinon directe, de tous les phénomènes déjà décrits, et j'estime que la plupart de ceux qui me liront et qui ont suivi dans mon observation l'enchaînement et la succession de tous les faits, partageront mon opinion.

Pourquoi, si j'admets que les différentes parties de l'œil, l'iris, le cristallin, la rétine, puissent être atteintes ensemble ou isolément par le fait d'un traumatisme, soit un coup porté directement sur le crâne, soit un ébranlement général de tout le corps, pourquoi n'admettrais-je pas que, sous l'influence de ce même traumatisme, la choroïde, cette membrane éminemment vasculaire et susceptible, ait été, elle aussi, directement intéressée, sans qu'il se soit produit la moindre lésion dans les organes du voisinage.

La choroïde, en effet, par sa structure anatomique, la disposition de ses vaisseaux, sa connexion intime avec tout le système vasculaire de l'œil, ses correspondances avec des parties plus éloignées, et le rôle incessant qu'elle est appelée à jouer à titre de régulateur dans les phénomènes visuels, est assurément, de concert avec la rétine, la membrane la plus apte à subir le choc des influences extérieures. Elle est, comme j'ai essayé de le mettre en relief dans un travail précédent, douée d'un tel degré de sensibilité par rapport aux causes générales, qu'il n'est pour ainsi dire pas de maladie grave de l'organisme, je n'en voudrais citer pour exemple que le rhumatisme et la syphilis, qui ne retentisse sur elle à une époque plus ou moins éloignée du début.

Dans le cas présent, bien qu'aucune altération sérieuse ne m'ait été révélée à l'examen ophthalmoscopique, forcément incomplet du reste, il est hors de doute que les contusions qu'a reçues notre malade et la grave contusion de la tête, en particulier, ont déterminé, par suite de la forte secousse qui en est résultée, soit une congestion immédiate de cette membrane, soit quelque rupture vasculaire qui a donné lieu plus tard à un épanchement. L'épanchement une fois déclaré, tous les phénomènes que j'ai décrits, accidents locaux observés sur l'œil, accès névralgiques provenant de la compression des nerfs de la cinquième paire, trouvent leur raison d'être et une explication suffisante.

Paris, 5 juillet 1875.

Paris. — Typ. G. Chamerot, rue des Saints-Pères, 19.